"健康·家庭·新生活"指南

自己的肩痛自己救

超简单运动改善五十肩

庠蕊 编著

人民邮电出版社
北京

图书在版编目（CIP）数据

自己的肩痛自己救：超简单运动改善五十肩 / 席蕊编著. -- 北京：人民邮电出版社，2024. --（"健康·家庭·新生活"指南）. -- ISBN 978-7-115-64891-4

Ⅰ. R684

中国国家版本馆 CIP 数据核字第 2024UZ1434 号

免 责 声 明

本书内容旨在为大众提供有用的信息。所有材料（包括文本、图形和图像）仅供参考，不能用于对特定疾病或症状的医疗诊断、建议或治疗。所有读者在针对任何一般性或特定的健康问题开始某项锻炼之前，均应向专业的医疗保健机构或医生进行咨询。作者和出版商都已尽可能确保本书技术上的准确性以及合理性，且并不特别推崇任何治疗方法、方案、建议或本书中的其他信息，并特别声明，不会承担由于使用本出版物中的材料而遭受的任何损伤所直接或间接产生的与个人或团体相关的一切责任、损失或风险。

内 容 提 要

在现代社会，肩周炎（五十肩）已经成为困扰中老年人群的常见问题。本书以简洁明了的方式，为读者提供了一系列实用的肩周炎自我缓解和运动康复方法，帮助读者改善肩周炎带来的不适。本书共 5 章，第 1 章讲解了肩周炎的基础知识，简要介绍肩周炎的定义、原因和分期等。第 2 章重点讲解了肩周炎疼痛期康复锻炼方法，针对肩周炎疼痛期，提供了温和的肩部运动，以帮助读者逐步恢复肩关节的活动范围。第 3 章解析了肩周炎冻结期的康复锻炼方法，提供了有助于打破肩关节僵硬状态的肩部运动。第 4 章进一步解析了肩周炎解冻期康复锻炼方法，随着肩关节疼痛和僵硬症状的减轻，本章提供了一系列锻炼动作，以提高肩关节功能。第 5 章就预防肩周炎的策略展开论述，以减少肩周炎的发生。

本书适合患有肩周炎的读者阅读，可以帮助他们通过锻炼有效改善肩周炎症状，提高生活质量。

◆ 编　著　席　蕊

　　责任编辑　刘日红

　　责任印制　彭志环

◆ 人民邮电出版社出版发行　　北京市丰台区成寿寺路 11 号

　　邮编　100164　电子邮件　315@ptpress.com.cn

　　网址　https://www.ptpress.com.cn

　　北京瑞禾彩色印刷有限公司印刷

◆ 开本：880×1230　1/32

　　印张：3　　　　　　　　　　2024 年 9 月第 1 版

　　字数：56 千字　　　　　　　2024 年 9 月北京第 1 次印刷

定价：29.80 元

读者服务热线：**(010)81055296**　印装质量热线：**(010)81055316**

反盗版热线：**(010)81055315**

广告经营许可证：京东市监广登字 20170147 号

作者简介

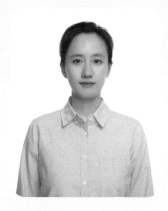

　　席蕊，国家体育总局体育科学研究所助理研究员，毕业于北京体育大学运动医学与康复学院，运动康复专业博士；国家卫健委认证康复治疗师；美国心脏协会心脏救护员培训导师；曾任国家水球队、国家田径队康复师；国家跳水队备战 2024 年巴黎奥运会机能监控服务项目负责人；国家赛艇队科研团队成员；中央电视台《生活圈》栏目运动专家团成员；主要研究领域为肌肉骨骼损伤的预防与康复；译著有《极限长跑：超级马拉松训练指南》《运动康复训练动作全书：全面提升关节活动度、柔韧性与力量》。

所用工具

这里介绍一下本书会用到的工具。大部分工具都可以从体育用品商店或网上商城购买，部分工具还可以用日常用品替代。

瑜伽垫 瑜伽垫带有弹性，可以起到缓冲的作用，增加舒适感，减少磕伤。

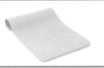

弹力带有良好的延展性能，可用于力量练习和拉伸练习。 **弹力带**

小哑铃 小哑铃重量轻，适合初学者或康复训练者使用。小哑铃有多种重量选择，是进行肌肉力量训练的常用工具，特别适合进行肩关节和上肢的轻量级训练，可以根据训练强度和个人能力调整重量。

木棍的长度和直径有多种选择。木棍表面光滑，易于握持，常用于肩关节的稳定性和灵活性训练，可以增加肩关节的活动范围。木棍可用于肩带肌肉的拉伸和加强训练。 **木棍**

泡沫轴 泡沫轴形状为圆柱形，重量轻，材料有软硬之分，用来滚压筋膜和肌肉，让软组织得到放松。不建议使用材质过硬或表面有较大凸起的泡沫轴。

靠椅和毛巾 靠椅和毛巾可以辅助执行很多力量和拉伸练习。靠椅要结实稳定。

本书阅读指南

本书的阅读指南将为您提供深入理解和有效利用本书内容的指引。通过本指南，您将掌握本书的主要思想、关键观点及实用技巧，从而更加高效地进行阅读和学习。

1 了解本书目的

本书将带领您深入了解如何通过简单的运动方式，改善肩周炎带来的不适，迈向更健康的生活。

2 基础知识讲解

在这一部分，我们将通过基础知识讲解，帮助您了解肩周炎（五十肩）的原因、症状，以及澄清一些关于肩痛的认识误区。

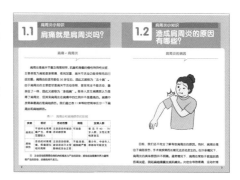

3 实践训练动作

在这一部分，我们介绍了一系列实践训练动作，旨在帮助您缓解肩痛、增加肩关节活动度，并最终实现肩关节功能的恢复。每个练习都配有详细的步骤说明和图解，以确保您能够正确执行每个动作。

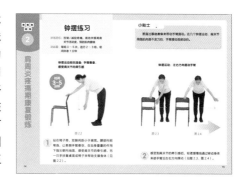

视频获取说明

本书提供了部分动作在线视频，您可以按照以下步骤，获取并观看本书在线视频（注意：视频中的模特按正常速度演示动作，读者在练习时可以根据自己的身体情况适当调整）。

1. 点击微信聊天界面右上角的"+"，弹出功能菜单（见图1）。点击"扫一扫"，扫描下方二维码。

2. 添加企业微信为好友后（见图2）：
· 若首次添加企业微信，即可获取本书在线视频；
· 若非首次添加企业微信，需进入聊天界面并回复关键词"64891"。

3. 点击弹出的视频链接，即可直接观看视频。

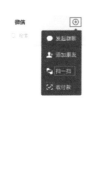

图1

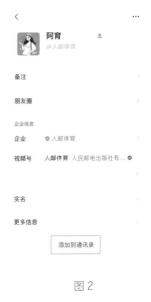

图2

前言

肩周炎又称粘连性肩关节囊炎，表现为肩关节僵硬和疼痛，症状通常缓慢出现，然后逐渐加重。90% 的肩周炎患者通过非手术治疗可以好转。主动进行科学有效的锻炼，不仅可以缓解症状，还可以缩短病程。本书按照肩周炎的病程分期，提供了针对不同阶段的锻炼方法，包括关节活动度练习、肌肉力量强化练习，以及帮助减轻疼痛的练习。书中的练习强度适中，您可以从简单易做的小练习入手，随着训练状态的提升逐渐增加难度。书中对每个练习都进行了清晰的讲解，同时针对实际操作中可能遇到的问题作出了提示，并给出了有益的建议。肩周炎患者可以通过实践本书中建议的练习，来缓解疼痛和僵硬症状，并缩短肩周炎病程。本书介绍的一系列练习符合人体运动规律。积极练习很重要，但同时也要循序渐进，量力而行。

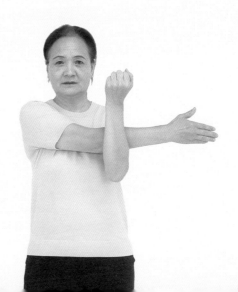

目 录 Contents

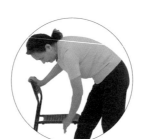
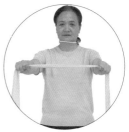

Chapter 3 肩周炎冻结期康复锻炼

Chapter 4 肩周炎解冻期康复锻炼

Chapter 5 如何预防肩周炎

1

肩周炎小知识

希望您通过阅读本书找到有关肩痛的答案，关注自己的肩部健康。

肩痛就是肩周炎吗？

肩痛 ≠ 肩周炎

肩周炎是肩关节囊及周围韧带、肌腱和滑囊的慢性特异性炎症，主要表现为肩部逐渐疼痛，夜间加重，肩关节活动功能受限而且日益加重。肩周炎好发年龄在 50 岁左右，因此又被称为"五十肩"。由于肩周炎的主要症状是肩关节活动受限，甚至完全不能活动，像冻住了一样，因此又被称为"冻结肩"。很多人发生肩痛就认为是得了肩周炎，但其实肩周炎在肩痛中的比例并不是最高的。肩痛中发病率最高的是肩袖损伤。我们通过表 1.1 来帮助您简单区分一下肩周炎和肩袖损伤。

表 1.1 肩周炎与肩袖损伤的区别

疾病	症状	活动范围	病程	发病人群
肩周炎	不动时也有疼痛产生，疼痛范围较大	主动活动和被动活动都受限	可自愈	常见于 40 ～ 70 岁人群，女性比男性更常见
肩袖损伤	活动的时候疼痛，疼痛部位相对局限	主动活动受限，被动活动不太受影响或完全正常	不能自愈，越拖越严重	青少年、中老年人群都有可能发生

注：主动活动即需要自身肌肉收缩发力产生的活动；被动活动是靠外界力量帮助产生的活动，自身肌肉不发力。

造成肩周炎的原因有哪些?

肩周炎的病因

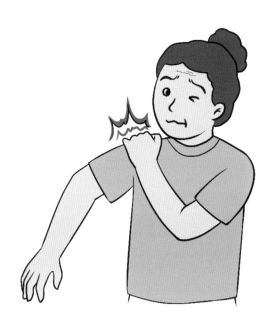

目前,我们还不完全了解导致肩周炎的原因。有时,肩周炎是由于肩部受伤、手术或疾病而长期无法活动发生的。在许多情况下,肩周炎的具体原因并不明确。通常情况下,肩周炎常始于软组织损伤或炎症,例如肩袖滑囊炎或肌腱炎。炎症会导致疼痛,运动时疼

3

痛会加剧，并限制肩关节的活动范围。当肩关节长期固定不动时，肩关节周围的组织会增厚，失去正常的延展能力，身体为了避免疼痛会导致肩关节囊进一步挛缩，从而使肩关节的活动空间变小，关节中的滑液也会变少，由此发展成肩周炎。总结而言，肩周炎的发生可能与以下因素有关。

🚩 **年龄因素**：随着人们年龄逐步增长，人的身体各个器官和组织的功能也会有所减退，其中就包括肩关节。肩部肌肉肌腱会随着年龄增长而逐渐变薄弱，可能出现磨损和局部坏死，这些变化可能引发炎症从而发展为肩周炎。

🚩 **肩部长时间不活动**：肩部长时间保持同一姿势，导致活动减少，会造成局部血液循环不良，淋巴回流受阻，进而可能导致关节囊挛缩和周围软组织粘连。肩关节手术后，如果外固定时间过长，或者在固定期没有注意进行适当的肩关节功能锻炼，这些情况均可诱发肩周炎。

🚩 **不良姿势**：弯腰驼背的不良姿势加重颈部和背部肌肉负担。长时间维持不良姿势会加重局部肌肉的紧张，可能导致慢性劳损和炎症，这些因素可能诱发肩周炎。

🚩 **受凉**：受凉会使肩部血液循环变差，如果肩部本身存在损伤，这种情况更容易诱发肩周炎。

▶ **其他疾病**：某些疾病也与肩周炎的发病有关。例如，心、肺、胆管等部位的疾病可能导致肩部疼痛，如果这些原发疾病长期不愈，可能导致肩部肌肉长期处于痉挛、缺血状态，进而形成炎性病灶，最终可能发展为肩周炎。

小贴士

如果您接受了肩部手术，术后早期开始康复是非常重要的。手术后，如果肩部长时间不活动，可能导致肩部软组织粘连，这可能会进一步发展为肩周炎。术后康复需要找专业人士进行指导，切莫盲目进行，以免加重病情。

1.3 肩周炎小知识
肩周炎分期

肩周炎根据发病进程，可分为三个阶段：疼痛期、冻结期和解冻期，具体见表1.2。

表1.2　肩周炎的分期

分期	症状	历时
疼痛期	渐进性、弥散性肩关节疼痛，但活动受限不明显	2～9个月
冻结期	肩关节活动逐渐受限	4～12个月
解冻期	疼痛缓解、活动范围有所改善	5～26个月

🚩第1期（疼痛期）：这个时期的主要症状是疼痛。在这个阶段，疼痛通常在夜间加重，尤其是在患侧卧位或肩关节受压时。这个时期持续约2～9个月。

🚩第2期（冻结期）：这个时期的主要症状是肩关节僵硬，活动受限，您往往会出现梳头困难或疼痛，手无法伸到背后等症状。当僵硬进一步发展时，会产生持续性钝痛（尤其是在夜间），并且当肩关节的活动范围突然增大时会出现明显的刺痛感。冻结期通常持续4～12个月不等。

🚩第3期（解冻期）：这个时期大约持续5～26个月，随着肩关节活动度逐渐增加，疼痛将减轻，肩关节的活动范围也将逐渐恢复。

为什么得了肩周炎夜间疼痛会加重?

当我们晚上睡觉的时候,我们的肌肉处于休息状态,血流量比白天减少,肩关节部位炎症的代谢产物不能及时被运走和稀释,导致肩关节部位的致痛因子浓度升高,从而使得肩关节处的痛觉神经刺激明显增加。白天,身体的交感神经处于兴奋状态,对疼痛的忍受程度相对较高,而且注意力会被工作、学习、人际交往等活动分散。到了晚上睡觉的时候,身体的副交感神经处于兴奋状态,人体对痛感的忍耐力相对较差,因此夜间就会出现疼痛加重的情况。此外,在睡觉的过程中,改变睡姿可能会导致粘连的组织被撕扯,从而出现疼痛的情况。

针对肩周炎患者夜间疼痛加重的情况,可以采纳以下几点建议。

第一,睡前冰敷。由于白天活动时,肩关节粘连的部分可能会发生一定程度的撕裂,这种细小的撕裂可能导致少量出血及炎性改变,因此睡前进行1～2次冰敷,有助于控制水肿,从而减轻患者的疼痛。可以采用冰袋(内装冰水混合物)进行冰敷,每次5～15分钟,冰敷的具体时间根据自己能耐受的情况而定。

第二，疼痛明显时可以在睡前服用抗炎药物，包括外用药和口服药。具体用药情况应咨询医生。

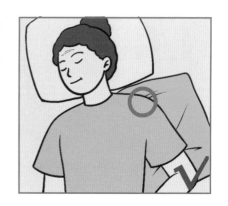

第三，注意睡姿。肩周炎患者在睡觉时可以在肩关节下方放置一个垫子，以减少对肩关节的压力，当肩关节放松时，疼痛可能会减轻；还可以在肘部下方也放一个垫子，使整个上肢有一个非常好的支撑，从而减少肩关节承受的刺激。不要采用患侧处在下方的睡姿，也不能使患侧受到压迫或牵拉。

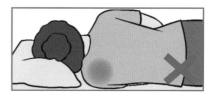

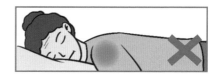

关于肩痛的认识误区

⚑ 肩痛就应该多运动?

肩关节疼痛不能盲目地运动。首先需要明确病因。如果是肩袖肌群损伤导致的肩关节疼痛,需要在专业人士(医生或康复治疗师)的指导下进行运动,因为不当的运动可能会导致肩袖肌群损伤加重。更不能在忍着疼痛的情况下进行运动!

⚑ 肩周炎可以自愈,就不用康复锻炼了?

肩周炎虽然能够自愈,但病程通常较长,有时甚至可能持续两年。积极进行康复锻炼不仅可以缩短病程,也可以减轻不适症状,还可以预防肩关节的进一步损伤。如果不采取任何干预措施,任其发展,可能导致肩关节周围肌肉功能下降,从而使肩周炎难以自愈,甚至可能发展为顽固性肩周炎,留下永久性功能障碍。因此,预防和及时治疗肩周炎十分重要。

⚑ 肩周炎症状不严重,不需要太在意?

由于肩周炎早期症状可能不严重或症状可以自行缓解,因此患者往往容易忽视或不够重视。随着病情的持续发展,可能导致肩关节活动受限,特别是上举和外展动作变得非常困难,从而对日常生活造成很大影响。因此，早期出现症状时，应该积极就医，诊断具体原因，并积极进行治疗。

⚑ 坚持锻炼，肩关节功能就能恢复正常吗？

虽然锻炼有助于恢复肩关节功能，但对于重度肩周炎或伴有严重粘连和疼痛的情况，可能需要结合手法松解等治疗方法来促进肩关节功能的恢复。

2

肩周炎疼痛期
康复锻炼

医生或康复治疗师可以指导您进行康复训练，但您的个人态度和积极参与是获得肩部健康的关键。

2.1 疼痛期锻炼

肩周炎疼痛期康复锻炼小知识

肩周炎疼痛期是疾病发展的一个关键阶段，此时您可能会经历持续或间歇性的肩部疼痛，夜间疼痛可能加剧，影响睡眠。肩部活动受限，日常活动如穿衣或梳头会变得困难，可能还伴随炎症导致的肩部肿胀和僵硬。

在这个阶段，医生通常会推荐您服用非甾体抗炎药，并叮嘱您多休息，适当冰敷，以及进行理疗，如超声波或经皮神经电刺激，以减轻疼痛和控制炎症。这个阶段进行康复锻炼时，动作应轻柔缓慢，避免引起疼痛加重。疼痛期的治疗和锻炼需要特别注意，既要减轻疼痛，又要控制炎症，同时还要谨慎地进行活动，避免进一步损伤，以促进肩部功能逐步恢复和提高生活质量。

2.2 疼痛期锻炼

肩周炎疼痛期康复锻炼

疼痛期锻炼目标：解决疼痛问题，同时保持和改善肩关节的活动范围，帮助缩短病程。

在后面的练习中，可能会涉及一些有关运动的专业术语，我们先简单了解一下。如图 2.1 所示，肩关节运动主要包括屈曲、伸展、外展、内收、外旋和内旋。

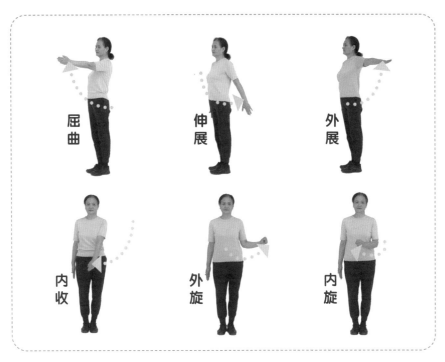

图 2.1

小贴士

（1）本章中涉及的练习次数和组数仅作为参考，您可以根据自己的情况，适当增加或减少练习次数和组数，以不加重肩关节疼痛为宜。

（2）在我们列举的练习中，如果有些练习可以有效地减轻肩关节疼痛或增加肩关节活动范围，建议您坚持做这些练习，可以每天进行一次或隔天进行一次。

（3）如果您在做有些练习时感到痛感增加，应马上停止运动，并联系专业人员进行诊断和检查，如骨科医生、运动医学科医生、康复科医生或康复治疗师。

肩周炎疼痛期康复锻炼

钟摆练习

训练目标：控制/减轻疼痛，维持并提高肩
关节活动度，预防肌肉萎缩

训练量：每组3~5次，进行2~3组，组
间休息1分钟

**钟摆运动前的准备：手臂悬垂，
感受肩关节的牵引感**

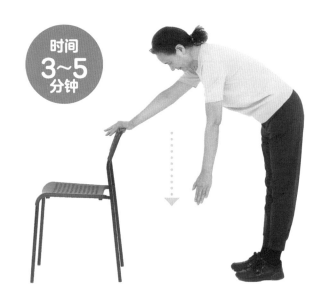

时间
3~5
分钟

图2.2

① 站在椅子旁，双脚间距小于肩宽。腰部向前
弯曲，让患侧手臂悬空，在自身重量的作用
下指尖朝向地面，感受肩关节的牵引感，另
一只手扶着桌面或椅子来帮助支撑身体（见
图2.2）。

要通过**移动身体**来带动手臂摆动。这几个钟摆运动，肩关节周围肌肉是不发力的，手臂摆动是被动的。

钟摆运动：左右方向摆动手臂

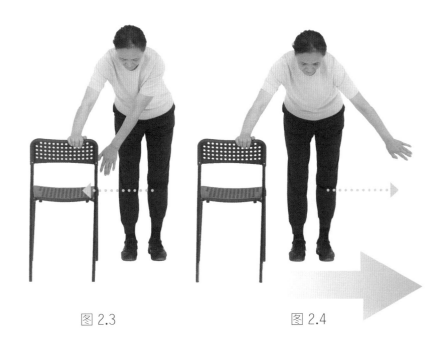

图 2.3　　　　　　　　图 2.4

 感受到肩关节的牵引感后，轻柔缓慢地通过移动身体来使手臂沿左右方向摆动（见图 2.3、图 2.4）。

钟摆运动：前后方向摆动手臂

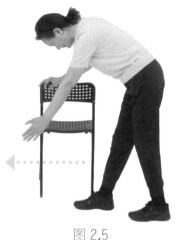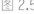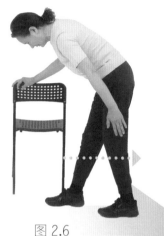

图 2.5

图 2.6

3 双脚前后分开站立，间距小于肩宽。轻柔缓慢地通过移动身体来使手臂沿前后方向摆动（见图 2.5、图 2.6）。

钟摆运动：对角线方向摆动手臂

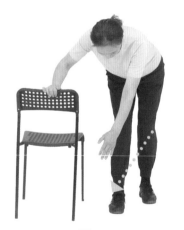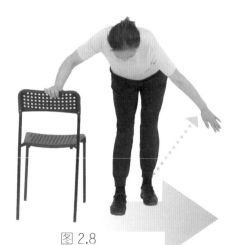

图 2.7

图 2.8

4 双脚前后分开站立，间距小于肩宽。轻柔缓慢地通过移动身体来使手臂沿对角线方向摆动（见图 2.7、图 2.8）。

钟摆运动：手臂画圈

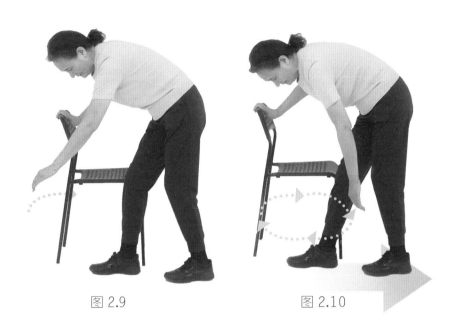

图 2.9   图 2.10

5 双脚前后分开站立，间距小于肩宽。轻柔缓慢地通过移动身体来使手臂做画圈运动（见图 2.9、图 2.10）。手臂所画的圈可以从小到大，画圈方向可以为顺时针和逆时针。

进阶练习 手持重物进行钟摆练习，目的是增加牵引力，重物可以是哑铃或油桶。

肩关节牵引

训练目标：减轻肩关节疼痛

训练量：每组 3 ~ 5 次，进行 2 ~ 3 组，组间休息 1 分钟

时间
3~5
秒

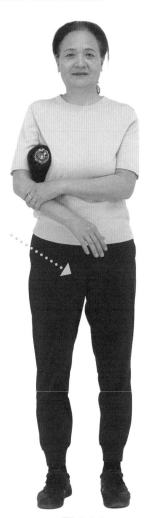

上臂和身体夹紧瓶子，肘关节位置保持不变

站立或坐位，患侧腋下夹住一个用毛巾包裹的瓶子，另一只手抓住患侧手肘下方，并将患侧手臂往斜下方拉，保持 3 ~ 5 秒（见图 2.11）。回到初始姿势，重复规定的次数。

图 2.11

桌面手臂滑动

训练目标：增加肩关节活动度

训练量：每组 15 ～ 20 次，进行 3 ～ 4 组

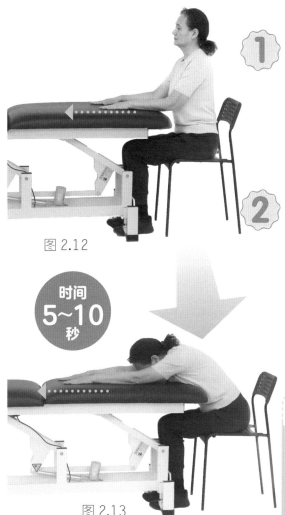

1 坐在桌子（或治疗床）前，手臂放在桌面上（见图 2.12）。

图 2.12

时间
5~10
秒

2 将身体慢慢前倾，使手臂沿着桌面慢慢滑动至最大程度，在能够到的最远处保持 5 ～ 10 秒（见图 2.13）。返回初始姿势，重复规定的次数。

图 2.13

小贴士

尽可能选择表面光滑的治疗床或桌子进行此练习。

肩关节内旋肌群等长收缩练习

训练目标：维持肩关节周围肌肉力量

训练量：每组 5～10 秒，进行 3～4 组，组间休息 1 分钟

时间
5~10
秒

面对门框站立，将患侧手臂贴在墙壁上，手臂及手掌压向墙面，并保持 5～10 秒，然后放松（见图 2.14）。

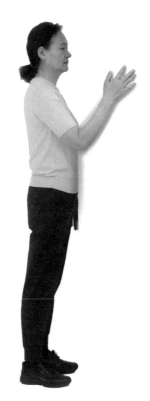

图 2.14

手臂慢慢地向上抬高，速度不要太快。

2 还可以通过抬高手臂或肩关节来进行这项练习（见图 2.15、图 2.16 ）。

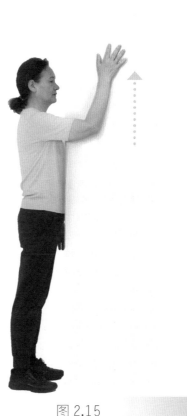

图 2.15

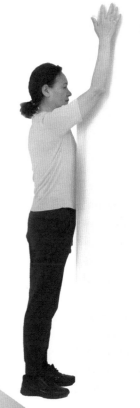

图 2.16

肩关节外旋肌群等长练习

训练目标： 维持肩关节周围肌肉力量

训练量： 每组 5 ～ 10 秒，进行 3 ～ 4 组，
组间休息 1 分钟

1 将患侧手臂贴墙放置，肘关节大概屈曲 90°，手臂和手背压向墙壁，保持 5 ～ 10 秒，墙壁提供阻力（见图 2.17）。

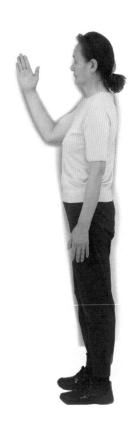

图 2.17

如果手臂抬高会产生疼痛，则在较低范围内进行此练习。

手臂和手背紧贴墙面。

2 还可以通过抬高手臂或肩关节来进行这个练习（见图 2.18、图 2.19）。

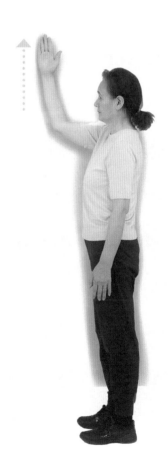

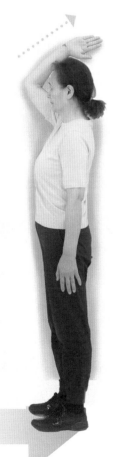

图 2.18   图 2.19

仰卧肩前屈练习

训练目标：增加肩关节屈曲活动度

训练量：每组 10 ～ 15 次，进行 3 组，组间
休息 1 分钟

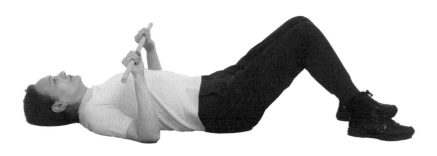

图 2.20

 平躺在垫子上（图中未展示垫子），屈髋屈膝，
肘关节屈曲约 90 度，双手持木棍或晾衣竿于
胸前（见图 2.20）。

手臂慢慢向上抬起，速度不要太快。

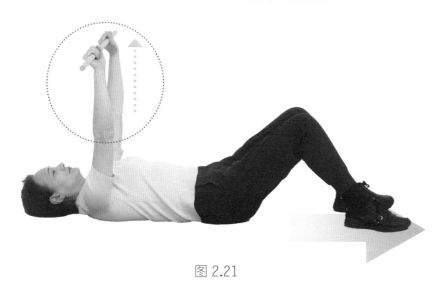

图 2.21

2 直至缓慢伸直手臂，保持 3～5 秒（见图 2.21）。
回到初始姿势，重复规定的次数。

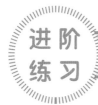

站立位进行此练习。

仰卧位肩外展和肩内收练习

训练目标：增加肩外展和肩内收活动范围

训练量：每组 10 ~ 15 次，进行 3 组，组间
休息 1 分钟

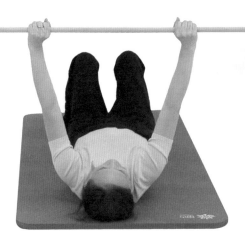

图 2.22

 平躺在垫子上，屈髋屈膝，脚底平放在垫子上。
双手持木棍或晾衣竿于胸前，手臂伸直（初始
姿势）（见图 2.22）。

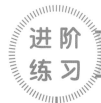

站立位进行此练习。

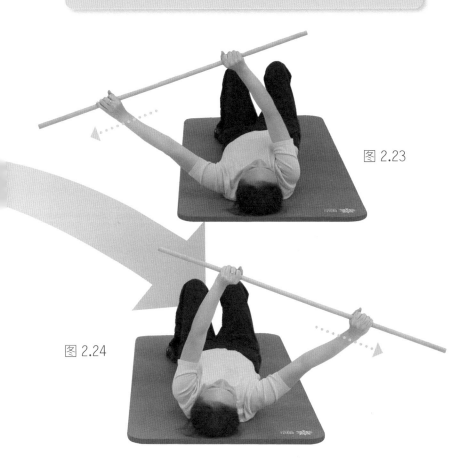
图 2.23

图 2.24

2 用健侧手推动患侧慢慢进行肩外展到最大位置（可耐受，不引起额外疼痛）再返回初始姿势（图 2.23 中左侧为患侧）；接着健侧手再拉患侧手慢慢进行肩内收到最大位置，返回初始姿势（见图 2.24）。肩部外展和内收为一次，重复规定的次数。

肩外旋练习

训练目标：增加肩外旋活动度

训练量：每组 10 ～ 15 次，进行 3 组，组间休息 1 分钟

小贴士

练习时避免耸肩。

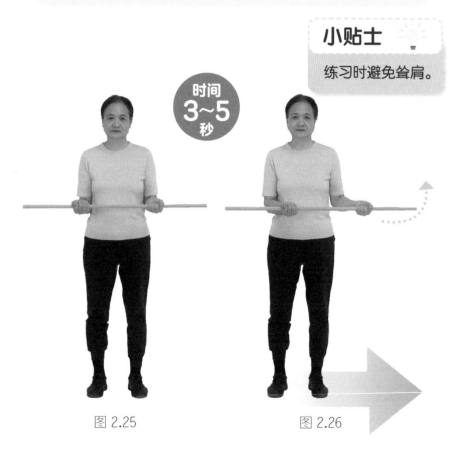

时间 3～5 秒

图 2.25　　　　图 2.26

站立或坐位，肘关节屈曲 90°，双手持木棍（见图 2.25）。用健侧手推动患侧进行肩外旋，图示中左侧为患侧肩部，保持 3 ～ 5 秒（见图 2.26)。回到初始姿势，重复规定的次数。

肩后方肌肉拉伸

训练目标：增强肩关节肌肉柔韧性，提高肩
　　　　　关节活动度

训练量：每组 20 秒，重复 3 ~ 5 组，组间
　　　　休息 1 分钟。

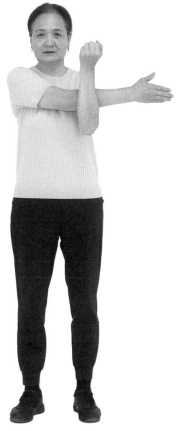

时间
20秒

小贴士

当肩关节可以抬高 90° 时，再进行此练习。

图 2.27

仰卧位或站立位，患侧
手臂抬高 90°，水平内
收肩关节，对侧手在患
侧肘关节处施加压力，
并在该位置保持 20 秒
（见图 2.27）。

肩关节前方肌肉拉伸

训练目标： 增强肩关节肌肉柔韧性，提高肩
　　　　关节活动度

训练量： 每组保持 30 秒，重复 3 ～ 5 组，
　　　　组间休息 1 分钟

时间
30 秒

小贴士

　　当肩关节可
以抬高 90°时，
再进行此练习。

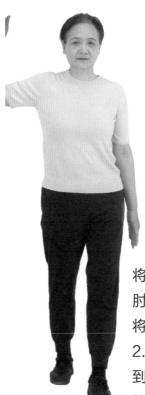

图 2.28

将患侧手臂抬高 90°，
肘关节屈曲 90°，并
将手臂贴墙放置（见图
2.28）。身体前倾，直
到您感到肩部前方有被
拉伸的感觉，在这个位
置保持 30 秒。

3

肩周炎冻结期
康复锻炼

学习并实践肩周炎日常预防和康复的方法，只有
每天坚持锻炼，才能加强肩部周围肌肉的功能。

肩周炎冻结期康复锻炼小知识

这个阶段的主要症状是关节僵硬，因此，这个阶段我们安排的练习旨在提高关节活动范围，避免关节僵硬进一步恶化。这里需要提醒您的是，不要进行任何会加重您疼痛症状的动作，如果疼痛加剧，请立即停止练习并咨询医生或康复治疗师。切忌在忍着疼痛的情况下进行练习。在练习过程中，请您仔细阅读动作的具体描述，并对照示意图。只有把动作做正确了，才能帮助您更好地恢复。

肩周炎冻结期康复锻炼

冻结期锻炼目标：预防疼痛和进一步损伤，提高肩关节灵活性，加强肩关节周围肌肉力量和肩关节稳定性。

小贴士

本书中的一些练习涉及"最大位置"等描述，是指您在进行练习时自身能达到的最大幅度。每个人的情况不一样，需要您根据自身的具体情况来完成练习，不要勉力进行，以免引起或加重疼痛！

肩内旋练习

训练目标： 增加肩内旋活动度

训练量： 每组 5～10 次，进行 3 组，组间
休息 1 分钟

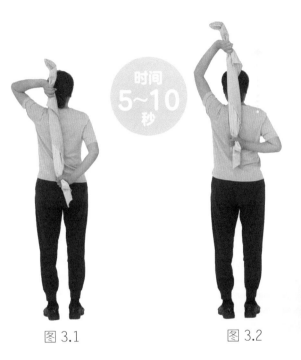

时间
5~10
秒

图 3.1　　　　　图 3.2

双手在背后握毛巾，健侧手在上，患侧
手在下（图示右侧为患侧）（见图 3.1）。
健侧手通过缓慢拉动毛巾带动患侧手
向上移，在最高处保持 5～10 秒（见
图 3.2）。返回初始姿势，重复规定的次数。

爬墙练习

训练目标：改善肩关节活动范围，增加肩关节周围
肌肉力量

训练量：每组 10 ～ 15 次，进行 3 组，组间可休
息 30 秒或根据您的情况增加休息时间

时间
10 秒

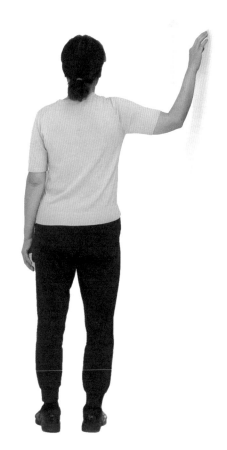

面向墙或侧向墙站立，
双脚分开，间距小于
肩宽，健侧手臂自然
垂于体侧，患侧手臂
抬高，手放在墙上。
然后患侧手臂沿着墙
面慢慢上移到高处，
停留 10 秒后放松（见
图 3.3）。回到初始姿
势，重复规定的次数。

图 3.3

墙上画圈练习

训练目标：改善肩关节活动范围，增加肩关节周围肌肉力量

训练量：每组 10 ～ 15 次，进行 3 组，组间休息 1 分钟

①

面向墙站立，双脚分开，间距小于肩宽，患侧肩部抬高的高度在 90° 以下，患侧手在墙面上画圈，顺时针或逆时针反复进行，完成规定的次数（见图 3.4）。

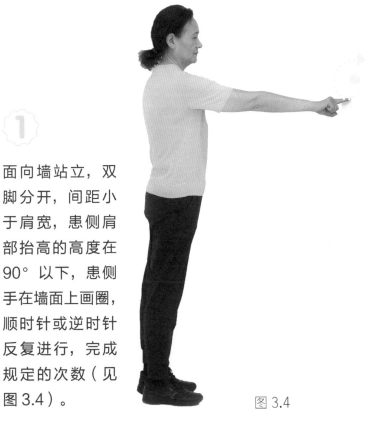

图 3.4

手臂抬起后，在墙壁上慢慢画圈。

② 在肩关节抬高90°的位置进行画圈练习，圈的大小由小到大（见图 3.5）。此为上一个练习的进阶训练。

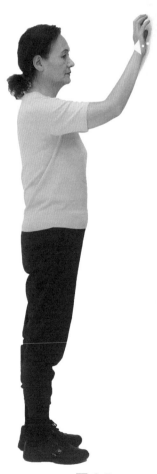

图 3.5

俯卧肩屈曲练习

训练目标：增加肩关节屈曲活动范围

训练量：每组 10 ～ 15 次，进行 3 组，组间
休息 1 分钟

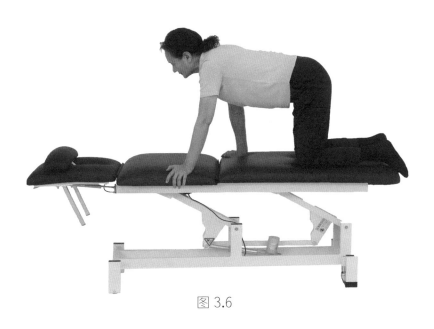

图 3.6

① 在床上进行这个运动。双手、双腿放在床上，
双脚的脚尖伸出床外，双膝分别放在双髋的正
下方，健侧手在同侧肩的正下方，患侧手稍微
往前伸出一些，抓住床边（见图 3.6）。

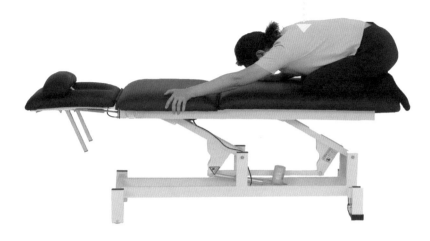

图 3.7

②　臀部向后坐，如果不能触及脚跟，也不要勉强（见图 3.7）。后坐至最大位置（不一定坐到脚上），返回初始姿势，重复规定的次数。

小贴士

如果患侧手无法抓住床沿，也可以把手掌放在床上稍微固定，做同样的动作。

仰卧天使

训练目标：增加肩关节活动范围

训练量：每组 10 ～ 15 次，进行 3 组，组间
休息 1 分钟

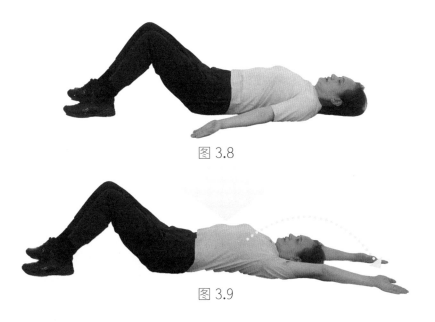

图 3.8

图 3.9

仰卧在地板上或垫子上（垫子相对光滑一些），屈髋屈
膝，双手臂伸直放在身体两侧（见图 3.8）。双侧手臂
向上打开，直到举到头顶位置或身体允许范围内的最大
位置（见图 3.9）。在最大位置处停留数秒，然后返回
初始姿势，重复规定的次数。

站立肩袖肌肉锻炼

训练目标：加强肩袖肌肉力量

训练量：每组 12 ～ 15 次，进行 3 组，组间
休息 1 分钟

**上臂紧贴身体，肘关节
位置保持不变。**

1 站立位，双脚间距小
于肩宽，上半身保持
直立，患侧肘关节屈
曲 90°，肘关节和
身体之间夹住一个毛
巾卷（见图 3.10）。

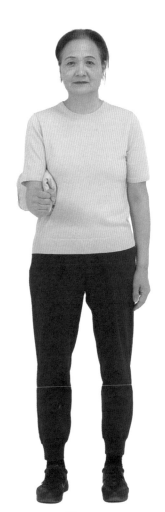

图 3.10

2 前臂平行于地面向侧面外旋至最大位置（见图3.11）后再内旋至最大位置（见图3.12）。肘关节始终夹住毛巾并贴紧身体侧面。重复规定的次数。

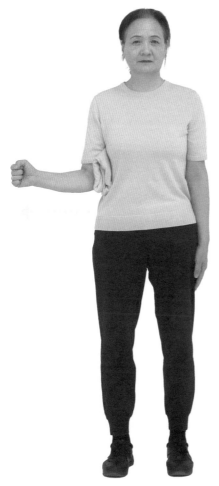

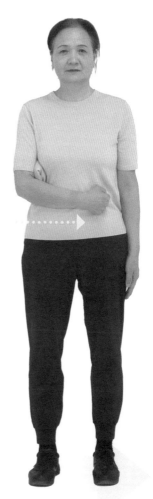

图 3.11

图 3.12

仰卧肩内、外旋练习

训练目标：提高肩关节灵活性

训练量：每组 10 ～ 15 次，进行 3 组，组间
休息 1 分钟

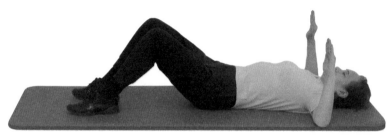

图 3.13

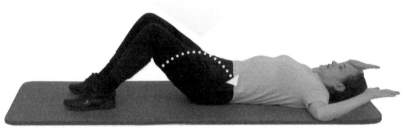

图 3.14

时间
5～10
秒

仰卧，屈髋屈膝，肩关节外展 90°，肘
关节屈曲 90°，手指指向天花板（初始
姿势）（见图 3.13）。然后双手手背向
地面方向靠近，使双侧肩关节向后旋转
至最大位置（见图 3.14）。保持 5 ～ 10
秒后返回初始姿势，重复规定的次数。

侧卧肩袖肌肉锻炼

训练目标： 加强肩袖肌肉力量

训练量： 每组 10 ～ 12 次，进行 3 组，组间休息 1 分钟

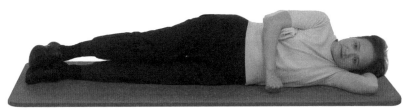

图 3.15

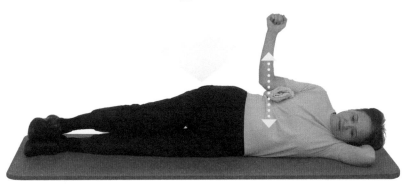

图 3.16

侧卧，健侧肩关节在下方。患侧肘关节屈曲 90°，肘关节和身体之间夹住一个毛巾卷，患侧手握拳（见图 3.15）。在舒适的范围内将患侧手抬高，使肩关节打开（见图 3.16）。慢慢返回初始姿势。肘关节始终夹住毛巾卷，并保持屈曲 90°。

推墙

训练目标：改善弯腰驼背姿势

训练量：每组 10 ～ 15 次，进行 3 组，组间
休息 1 分钟

时间
3～5
秒

靠墙站立，手臂放在身体两侧，手掌贴墙。保持手臂伸直，缓慢且小心地用力推墙，并保持 3 ～ 5 秒，再放松。整个过程保持呼吸，不要憋气（见图 3.17）。重复规定的次数。

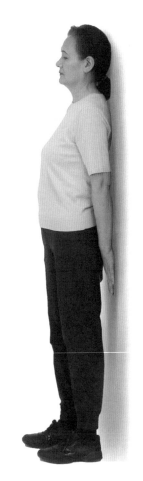

图 3.17

背后拉木棍

训练目标：增加肩关节活动范围，强化肩关
节周围肌肉力量

训练量：每组 10 ～ 5 次，进行 3 组，组间休息
1 分钟

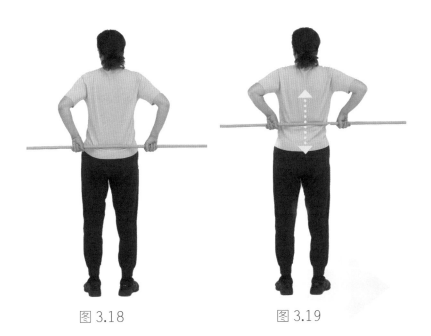

图 3.18　　　　　　　　图 3.19

站立位，双脚间距小于肩宽，双
手在背后持木棍（见图 3.18）。
然后缓慢将木棍沿着后背向上移
动到最大位置（见图 3.19）。
回到初始姿势，重复规定的次数。

小贴士

如果肩关节比较僵
硬，先不要进行此练习，
等肩关节灵活性提高后
再进行此练习。

4

肩周炎解冻期
康复锻炼

本章中练习的次数和组数仅作为参考，可以根据
自己的身体情况，适当增加或减少。

4.1 肩周炎解冻期康复锻炼小知识

这个阶段肩关节疼痛和僵硬逐渐恢复，通过本阶段的功能锻炼，可以促进肩关节血液循环和局部营养代谢，松解粘连，进一步增大肩关节活动范围，增强肌力，防止肌肉萎缩。在这个阶段，您的疼痛应该已经明显缓解，并且肩关节活动度也明显改善了；如果症状还没有好转，建议您先不要进行这个阶段的练习。

4.2 肩周炎解冻期康复锻炼

解冻期锻炼目标：进一步强化肩关节周围肌肉力量，提高肩关节功能，预防再次损伤。

小贴士

（1）在进行解冻期的锻炼时，重要的是要注意个人的身体反应。如果您发现某些练习特别有效，能够显著减轻疼痛或增加肩关节活动范围，那么可以将其纳入您的日常锻炼计划中。请记住，根据自己的感受调整练习的频率和强度，以确保锻炼既安全又有效。同时，保持良好的锻炼姿势和呼吸节奏，也将有助于您更好地恢复。

（2）如果您在锻炼过程中遇到任何疼痛或不适，请立即停止当前的练习。疼痛可能是身体发出的警示信号，提示您可能需要调整练习方法或寻求专业意见。在这种情况下，建议先进行一些低强度的伸展或放松活动，以缓解不适。如果疼痛持续不减，务必及时咨询专业的医疗人员，以获得正确的诊断和治疗建议。了解疼痛的原因和预防措施，将有助于您在未来的锻炼中避免受伤。

（3）本章中的一些练习涉及使用小哑铃或弹力带。建议刚开始练习时选择低重量的小哑铃和低磅数的弹力带，如 0.5 千克的小哑铃和 5 磅（1 磅约等于 0.45 千克）左右的弹力带。在可以轻松完成 3 组练习后，再增加负荷。

肩周炎解冻期康复锻炼

肩外旋练习

训练目标： 加强肩关节外旋肌群力量

训练量： 每组 8 ～ 10 次，进行 3 ～ 4 组，
组间休息 1 分钟

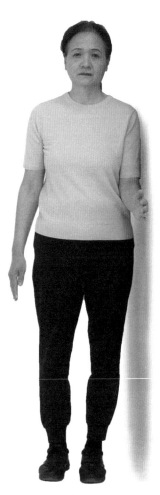

时间
3～5
秒

站在门框或墙的旁边，双脚间距小于肩宽，患侧肘关节屈曲 90°，将手背贴着门框，可在手和门框之间放一条毛巾来保护您的手，肘部紧贴身体侧面。将手背压向门框，保持 3 ～ 5 秒后放松（见图 4.1）。重复规定的次数。

图 4.1

肩内旋练习

训练目标：加强肩内旋肌肉力量

训练量：每组 8 ～ 10 次，进行 3 ～ 4 组，
组间休息 1 分钟

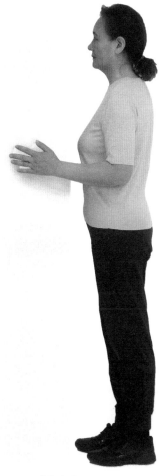

时间
3~5
秒

面向门框或墙站立，双
脚间距小于肩宽，将患
侧肘关节屈曲 90°，
肘部靠近身体侧面，将
手掌放在门框上。可以
在手和门框之间放一条
毛巾来保护您的手。
将手掌压向门框，保
持 3 ～ 5 秒后放松（见
图 4.2）。重复规定的
次数。

图 4.2

背部和肩部肌肉力量练习

训练目标：加强背部和肩部肌肉力量，改善
弯腰驼背姿势

训练量：每组8～12次，进行3～4组，
组间休息1分钟

小贴士

在返回初始姿势的过程中，肩部和背部肌肉仍发力，使手臂慢慢伸直并抬高。

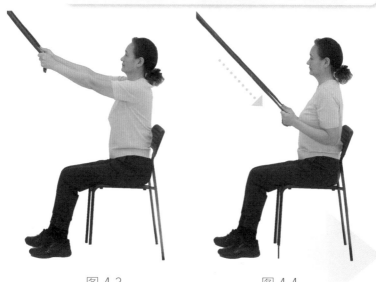

图 4.3   图 4.4

坐在椅子上，双脚分开与肩同宽，上半身保持正确坐姿。将弹力带牢牢固定在门上或其他高且安全的物体上，双手抓住弹力带两端（见图4.3）。背部和肩后方肌肉用力，将弹力带向下拉，使两侧肩胛骨朝中间靠拢（见图4.4）。然后再缓慢返回初始姿势，重复规定的次数。

坐位伸展手臂

训练目标： 增加肩关节活动范围，强化肩关节周围肌肉力量

训练量： 每组 8 ～ 10 次，进行 3 ～ 4 组，组间休息 1 分钟

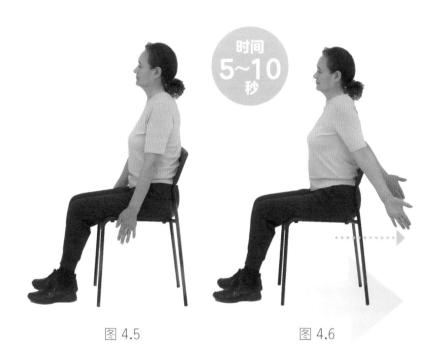

时间
5~10
秒

图 4.5　　　　　　　　图 4.6

坐在椅子上，双脚分开与肩同宽。收下巴，挺胸，使上半身坐直，双臂放在身体两侧（见图 4.5）。然后手臂外旋并向后伸展，且将掌心朝外，大拇指朝后，在最大位置保持 5 ～ 10 秒，感受上背部脊柱两侧肌肉的收缩（见图 4.6）。返回初始姿势，重复规定的次数。

肩关节侧平举

训练目标：加强肩外展肌肉力量

训练量：每次保持 10 ～ 20 秒，10 次为一组，
进行 3 ～ 4 组，组间休息 1 分钟

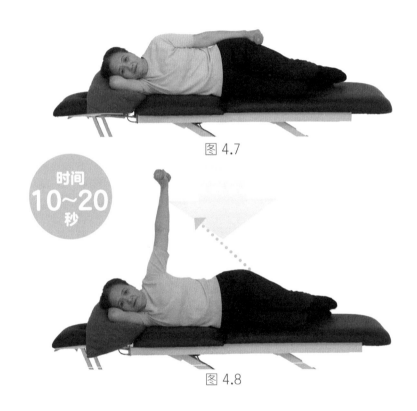

图 4.7

时间
10~20
秒

图 4.8

侧卧位，双腿屈膝并拢，健侧手臂屈曲枕于头下，患侧手握住小
哑铃于身体上侧（见图 4.7）；患侧手臂侧平举外展至最大位置
后保持 10 ～ 20 秒（见图 4.8)，再缓慢下落还原。重复规定的次数。

弹力带肩水平伸展练习

训练目标：加强上背部和肩部肌肉力量，改善姿势

训练量：每组 8 ～ 12 次，进行 3 ～ 4 组，组间休息 1 分钟

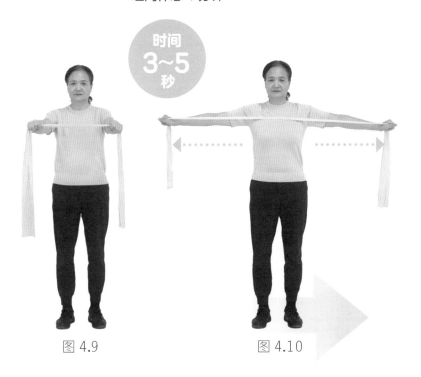

图 4.9　　　　　　　图 4.10

站立位，双脚分开，间距小于肩宽，双手分别抓住弹力带两端，双臂间距与肩同宽并保持双臂伸直，举至与肩同高，手掌朝下（初始姿势）（见图 4.9）。上背部肌肉发力，将两侧肩胛骨向中间靠拢，使手臂向两侧水平展开（见图 4.10）。在最大位置保持 3 ～ 5 秒，返回初始姿势，重复规定的次数。

弹力带双手上举

训练目标：加强肩关节周围肌肉力量

训练量：每组 8 ～ 12 次，进行 1 ～ 3 组，
组间休息 1 分钟

1 站立位，双脚分开，间距小于肩宽。双肘屈曲，将弹力带从身后环绕，弹力带两端从腋下穿过，双手抓住弹力带两端（见图 4.11）。

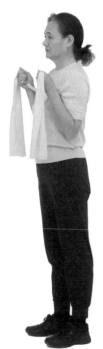

图 4.11

2 肘部伸直，双手向上举弹力带。上举的高度根据自己的身体情况来定（见图 4.12）。

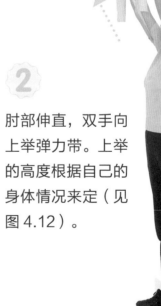

图 4.12

手持哑铃前平举

训练目标：加强肩关节周围肌肉力量

训练量：每组 8 ～ 12 次，进行 3 ～ 4 组，
组间休息 1 分钟

小贴士

刚开始练习时，要从重
量轻的小哑铃开始，比如 0.5
千克。

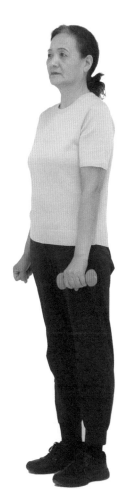

1

站立位，双脚分开，
间距小于肩宽。患
侧手持小哑铃置于
身体侧面，掌心向
后（见图 4.13）。

图 4.13

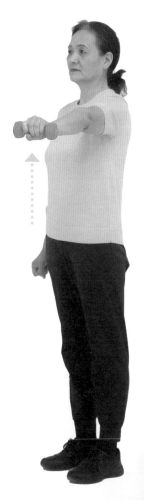

2

屈曲肩关节，将小哑铃向前举起，肩关节屈曲角度不大于90°（见图4.14）。然后返回初始姿势，重复规定的次数。

图 4.14

肩部肌肉力量强化练习

训练目标：加强肩关节周围肌肉力量

训练量：每组 8 ～ 12 次，进行 1 ～ 3 组，
　　　　组间休息 1 分钟

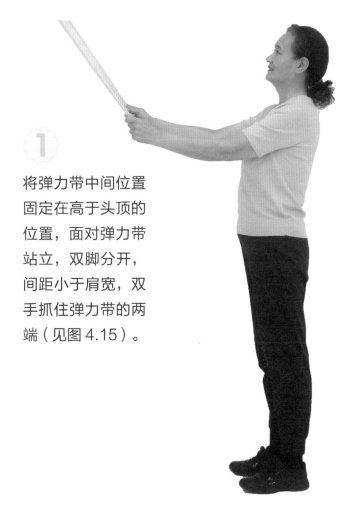

1

将弹力带中间位置
固定在高于头顶的
位置，面对弹力带
站立，双脚分开，
间距小于肩宽，双
手抓住弹力带的两
端（见图 4.15）。

图 4.15

时间
2～3
秒

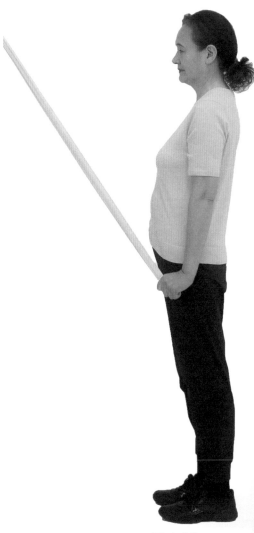

2

肩关节伸展，双手分别拉动弹力带至身体两侧并保持 2 ～ 3 秒（见 图 4.16）。慢慢返回初始姿势，重复规定的次数。

图 4.16

5

如何预防肩周炎

通过阅读这一章，希望可以帮助您了解如何预防肩周炎。

5.1 预防肩周炎小知识

注意保暖，防止受凉。 受凉是肩周炎的诱发因素。因此，为了预防肩周炎，应重视保暖，勿使肩部受凉。

加强肩关节周围肌肉力量锻炼。 加强肩关节周围肌肉力量锻炼可以预防肩周炎的发生，并促进肩周炎的康复。据调查，在肩关节肌肉发达的人群中，肩周炎发作的概率明显下降。因此，肩关节周围肌肉力量强化对于肩周炎的预防有着重要的意义。

纠正不良姿势。 保持正确的坐姿和站姿，避免弯腰驼背。对于长期伏案工作的人，要注意劳逸结合，可以在久坐之后起身做一些伸展运动，以避免造成肌肉慢性劳损。

避免提拉重物。 特别是对于老年人，不要提太重的菜、拉太重的行李箱、搬运太重的物体，也不要经常背单肩包。

5.2 预防肩周炎的日常锻炼

疾病不是一朝一夕形成的，而是逐渐累积而成，肩周炎也是一样。因此，我们应该重视肩部保健，加强锻炼，从而降低肩周炎发生的概率，提高我们身体的健康水平。下面就介绍一些预防肩周炎的日常锻炼，大家一起跟着动起来吧。

绕肩练习

训练目标：增加肩关节活动范围，预防肩关节僵硬，可作为热身动作

训练量：每组 8 ～ 10 次，进行 3 ～ 4 组，组间休息 1 分钟

① 站立位，双脚分开，间距小于肩宽，双手分别放在两侧肩上（见图 5.1）。

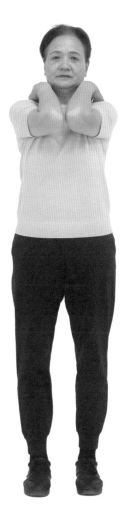

图 5.1

这个练习可以帮助您加强肩关节活动范围，改善不良的姿势，预防肩部受伤。

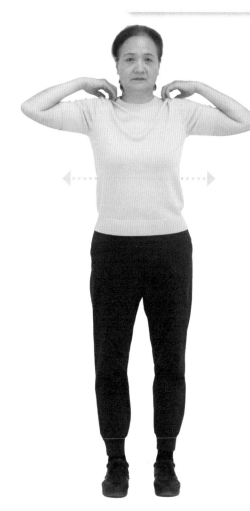

2

肘关节沿弧线向中间靠拢再打开，进行类似画圈的运动（见图 5.2）。肩部肌肉始终保持放松，避免耸肩。重复规定的次数。

图 5.2

侧向上举练习

训练目标：拉伸肩部及手臂紧张的肌肉

训练量：每组 8 ~ 12 次，进行 1 ~ 3 组，
组间休息 1 分钟

①

站立，双脚分开，间距小于肩宽，
肩颈放松，手臂在身体两侧伸直，
手臂和身体两侧夹角约为 30°，
手掌朝向地面（见图 5.3）。

②

双臂从身体两侧上举
至头顶，双手掌心朝
上（见图 5.4）。然
后返回初始姿势，重
复规定的次数。

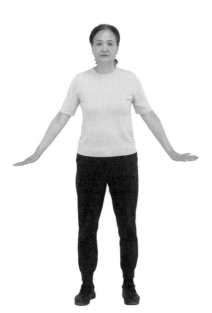

图 5.3

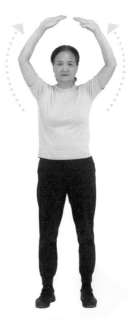

图 5.4

反手靠肘

训练目标：拉伸肩关节周围紧张的肌肉，放松紧张的肌筋膜

训练量：每组 8 ~ 12 次，进行 3 ~ 4 组，组间休息 1 分钟

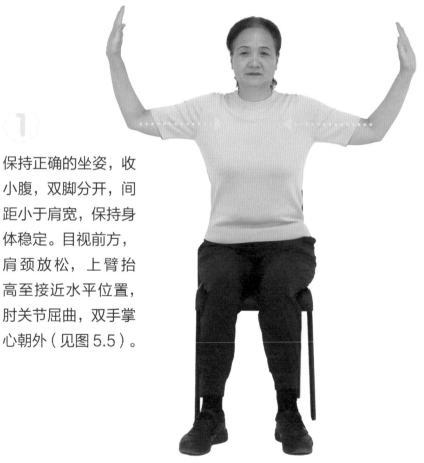

①

保持正确的坐姿，收小腹，双脚分开，间距小于肩宽，保持身体稳定。目视前方，肩颈放松，上臂抬高至接近水平位置，肘关节屈曲，双手掌心朝外（见图 5.5）。

图 5.5

时间
3~5
秒

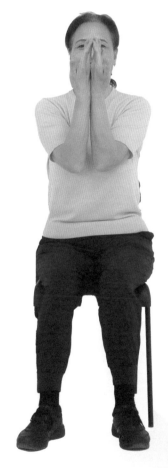

②

双手肘尽量靠近，双手腕顺势反转至双手背彼此平贴，在此位置保持 3～5 秒（见图 5.6）。回到初始姿势，重复规定的次数。

图 5.6

夹背练习

训练目标：加强上背部肌肉力量，改善姿势

训练量：每组 8 ～ 12 次，进行 3 ～ 4 组，
组间休息 1 分钟

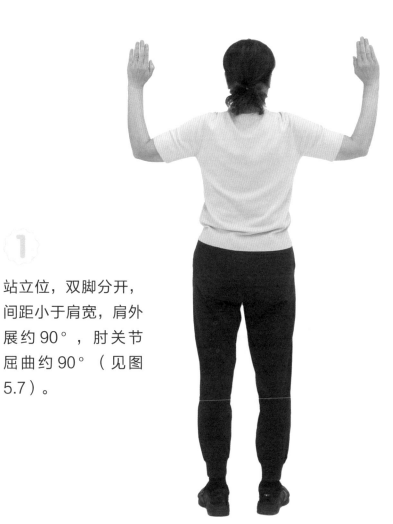

① 站立位，双脚分开，
间距小于肩宽，肩外
展约 90°，肘关节
屈曲约 90°（见图
5.7）。

图 5.7

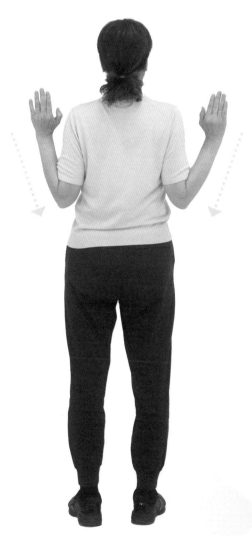

时间
3~5
秒

②

两侧肩胛骨向中间靠
拢挤压，保持 3 ～ 5
秒（见图 5.8）。返
回初始姿势，重复规
定的次数。

图 5.8

胸椎旋转练习

训练目标： 提高胸椎灵活性，改善姿势

训练量： 每组 8 ～ 12 次，进行 3 ～ 4 组，组间休息 1 分钟

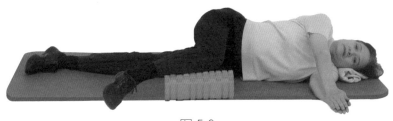

图 5.9

① 侧卧位，健侧朝下，用泡沫轴或枕头支撑患侧的腿。两侧手臂伸直，双手并拢（见图 5.9）。

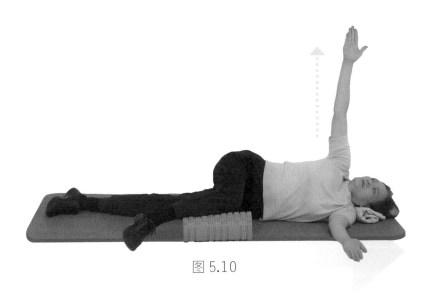

图 5.10

② 位于上方的手臂绕着身体旋转打开胸部，直到最大位置（见图 5.10）。返回初始姿势，重复规定的次数。

坐姿胸椎伸展练习

训练目标：提高胸椎灵活性，改善姿势

训练量：每组 8 ～ 12 次，进行 3 ～ 4 组，
组间休息 1 分钟

①

坐在有靠背的椅子上，双
脚分开，间距小于肩宽，
双手抱着头后部，打开胸
廓，然后上半身靠着椅背
（见图 5.11）。

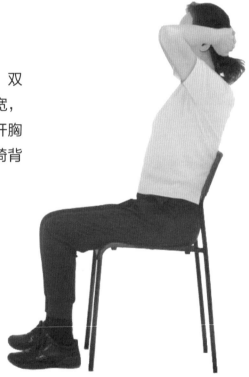

图 5.11

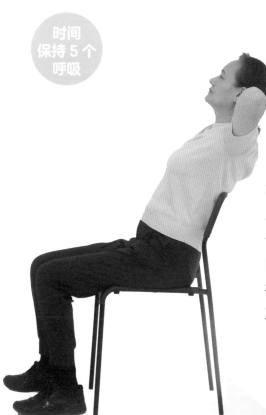
时间
保持 5 个
呼吸

2

缓慢而有控制地向后延
展双臂和肩部，在最大
位置保持 5 个呼吸（见
图 5.12）。缓慢返回
初始姿势，重复规定的
次数。

图 5.12

73

墙上天使

训练目标：改善姿势

训练量：每组 8 ～ 12 次，进行 3 ～ 4 组，
组间休息 1 分钟

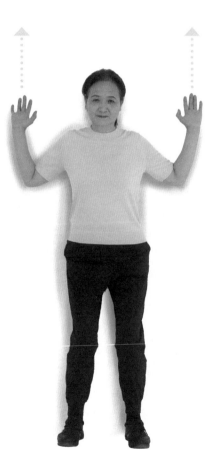

①

背靠墙站立，双脚分
开，间距小于肩宽，
下巴微微收拢，目视
前方。手臂打开贴住
墙面（见图 5.13）。

图 5.13

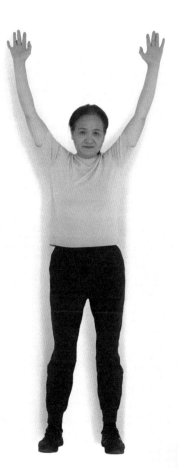

2

手臂沿着墙面向上活动至最大位置（见图 5.14）。返回初始姿势，重复规定的次数。

图 5.14

弹力带肩袖力量训练
（外旋肌力）

训练目标：加强肩袖肌群力量，增加肩关节
稳定性

训练量：每组 8 ～ 12 次，进行 3 组，组间
休息 1 分钟

**上臂紧贴身体，肘关节
位置保持不变。**

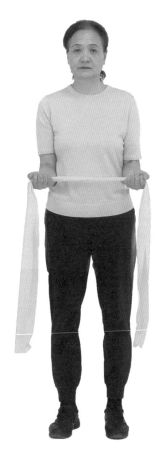

① 站立位，双脚分开，间
距小于肩宽，双肘屈曲
90°，两手握住弹力带
中间（见图 5.15）。

图 5.15

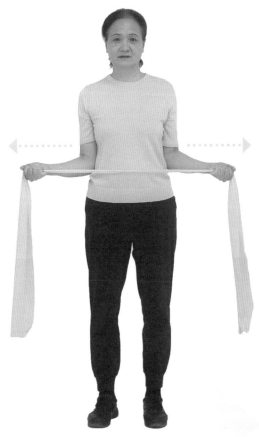

2

双手缓慢向两侧打开，并在最大位置保持 3 ～ 5 秒（见图 5.16）。返回初始姿势，重复规定的次数。

图 5.16

弹力带肩袖力量训练
（内旋肌力）

训练目标： 加强肩袖肌群力量，增加肩关节
稳定性

训练量： 每组 8 ~ 12 次，进行 3 组，组间
休息 1 分钟

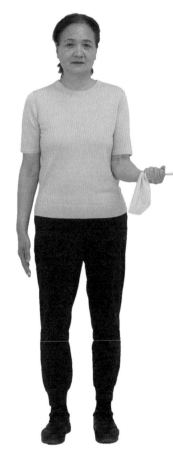

图 5.17

①
站立位，双脚分开，间距小于
肩宽。将弹力带一端牢固固定
在门把手或固定的物体上，练
习侧手抓住弹力带的另一端。
练习侧肘关节屈曲 90°，肘部
贴住身体，可在肘关节和身体
之间夹一条毛巾，保持手腕中
立位。另一侧手臂自然垂于体
侧（见图 5.17）。

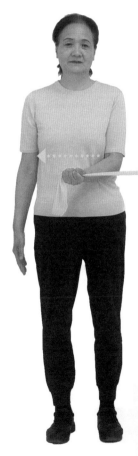

慢慢拉动弹力带向腹部靠近，在最大位置保持3～5秒（见图5.18）。慢慢返回初始姿势，重复规定的次数。

图 5.18

1. 背包不要一直背在同一侧

背单肩包或提东西时，如果您一直习惯用一侧肩膀，那一定要从现在开始提醒自己换边。比如，可以今天用右边，明天换左边，或者在同一天里每隔一段时间换边提东西。总之，一个原则是，要平均使用两侧肩膀。观察一下您的左、右鞋底及两侧肩膀高度，如果左、右鞋底磨损程度不一样，或两侧肩膀不等高，这很可能是经常单侧提东西的习惯造成的。

2. 抓取高处重物时要小心

上肢抓取高处重物时非常容易损伤肩关节，特别是单手抓高处重物的时候。比如，站在凳子上单手拿衣柜上面的重物，物品重量超出预期，一时没拿稳，物品快速坠洛，坠落的重量会快速传导到肩关节，当这个重量超出肩关节的耐受程度时就会导致肩关节损伤。建议老年人需要从高处取物时请他人帮忙，避免造成肩关节损伤。

3. 不要长时间保持一个固定姿势

长时间保持一个固定姿势，例如伏案工作、开车及坐在沙发上看剧，都会使肩颈部的肌肉一直处于紧张状态，得不到放松，长此以往就会形成慢性肌肉劳损，继而产生肩膀酸胀、疼痛，严重时会发展成肩部损伤或疾病。因此，最好每半小时休息一次，避免肩部持续发力。

4. 不要伸手去够很远的东西

不要伸手去够离身体很远的东西，因为伸手够很远的东西往往会迫使肩关节的活动超出安全范围，可能引发肩关节损伤。如果需要够很远的东西，可以移动身体靠近物体后再拿。

5. 注意肩部保暖

当肩部受到寒冷刺激时，肩关节周围组织会出现血流缓慢、肌肉挛缩的现象。因此，要做好肩部保暖工作，特别是在夏季，吹空调时的温度不宜太低，还要注意肩颈部的保暖。

6. 坚持功能锻炼

即使没有专门锻炼的时间，也可以在日常生活、工作的间歇随时进行肩关节及身体其他部位的锻炼。每次只需不到 10 分钟的时间，就可以为我们的身体健康带来大大的益处！

7. 增强肌肉力量

可以通过强化肩关节周围肌肉力量来加强对肩关节的保护，尤其是肩袖肌群力量训练，肩袖肌群力量强化可以提高肩关节的稳定性。此外，由于日常生活中很少能锻炼到肩袖肌群，所以平时需要在工作之余进行专门的肩袖肌群力量训练，从而预防肩关节损伤。建议每周进行 2 ～ 3 次肩袖肌群力量训练。有关肩袖肌群力量训练，可参考本书中的相关内容。

8. 量力而行，切忌过度锻炼

对于平时没有锻炼习惯的人而言，在开始锻炼之前，要选择适合自己的运动，运动量和运动强度要循序渐进。特别是对于老年人而言，不要做动作过猛、负荷过重和幅度过大的运动，例如单杠、双杠、吊环、抓举等。在没有进行基础力量训练之前，肩关节难以承受这么大的重量，容易引发损伤。如果想进行类似的运动，要在专业人员的指导下进行。

9. 运动前的热身

在做需要肩部力量的活动之前，比如提一个沉重的洗衣篮或挂窗帘，以及进行容易发生肩关节损伤的运动项目，例如排球、羽毛球、网球、游泳等，要花几分钟进行热身活动。冬季天气寒冷，肌肉弹性差，热身更要做充分。正确的热身可以使肩关节充分润滑，使肌肉、韧带等组织达到一定"热度"，使肩关节灵活起来，这样可以有效减少肩部损伤特别是肩袖损伤的发生。热身运动包括原地踏步、绕肩练习等。

10. 注意颈椎的健康

颈椎和肩关节关系紧密，有非常多的肌肉同时连接颈椎和肩关节，使这两个部位相互影响。如果颈椎不好，肩关节也会受到牵连，从而出现问题。因此在日常生活中，保护肩关节的同时也要注意保护颈椎。

结语

亲爱的读者们：

随着您翻阅本书的最后几页，希望您已经找到了宝贵的信息和指导，它们将帮助您应对肩周炎带来的挑战。在这段共同的旅程中，我们探讨了肩周炎的基础知识，包括肩周炎的形成原因、分期，以及针对性的锻炼方法。我衷心希望这些内容能够为您提供实用的帮助，只要您循序渐进地坚持科学练习，就一定能看到成效。

这里要特别强调的是，所有锻炼都应该在不引起疼痛的前提下进行。如果您在锻炼过程中感到不适或疼痛，请立即停止锻炼，并寻求医疗专业人士的帮助。

肩周炎的康复之路可能充满挑战，但请您保持耐心和毅力。每一步小小的进步都值得庆祝，每一次成功的练习都应给予自己鼓励。愿您通过本书中的练习，不仅减轻了疼痛，恢复了肩关节的功能，而且找到了面对生活的勇气和力量。

愿健康与您同在，愿您的生活因科学运动而更加美好。

祝福您

席蕊